CONFÉRENCE

SUR

LA PESTE BUBONIQUE

PNEUMONIE PESTEUSE ET PESTE NOIRE (BLACK DEATH)

D'après les travaux du docteur Simond en Chine et dans l'Inde, des « Annales de l'Institut Pasteur » de Duclaut, Yersin, Roux, Kitasato (japonais), Hanckin (allemand), Wyssokowiez, Zabolotny (russes), Childe (anglais), Batzaroff, Salimbini, Calmette de l'Institut Pasteur, etc. et les récents travaux de la Commission internationale d'Oporto

DONNÉE DANS LE LOCAL DES « ENFANTS DE BÉRANGER » LE 14 MARS 1900

PAR

VICTOR DIARD

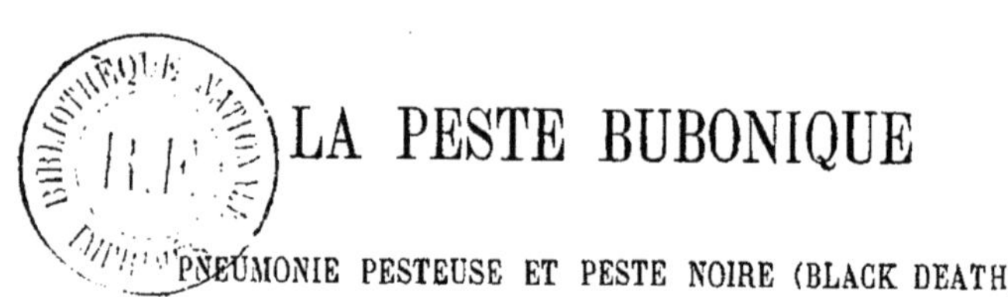

LA PESTE BUBONIQUE

PNEUMONIE PESTEUSE ET PESTE NOIRE (BLACK DEATH)

CONFÉRENCE

SUR

LA PESTE BUBONIQUE

PNEUMONIE PESTEUSE ET PESTE NOIRE (BLACK DEATH)

D'après les travaux du docteur Simond en Chine et dans l'Inde, des « Annales de l'Institut Pasteur »
de Duclaut, Yersin, Roux, Kitasato (japonais), Hanckin (allemand),
Wyssokowicz, Zabolotny (russes), Childe (anglais), Batzaroff, Salimbini, Calmette de l'Institut Pasteur, etc.
et les récents travaux de la Commission internationale d'Oporto

DONNÉ DANS LE LOCAL DES « ENFANTS DE BÉRANGER » LE 14 MARS 1900

PAR

VICTOR DIARD

AU PROFIT DE LA CAISSE DE LA SOCIÉTÉ DE SECOURS MUTUELS
LA RÉPUBLICAINE
253 — CALLE TACUARÍ — 253

Messieurs :

Avant de donner lecture de la petite étude, que j'ai préparé
pour la société « La Républicaine » je tiens à remercier la
presse française, représentée par *Le Courrier de la Plata* et
La France, qui quoique avisée aujoùrd'hui seulement a tenu
à honneur de nous accompagner en prenant pour devise
« toujours sur la brèche » et aussi à tout mon auditoire merci.
Je dois aussi quelques explications sur l'objet de cette réu-
nion, je vais le faire brièvement :

La société, représentée par son Conseil d'Administration, a
crû devoir prendre des mesures en vue de l'épidémie et m'a
chargé, sur ma demande du reste, de mettre debout une étude
sur les mesures prophylactiques, préventives et curatives de
la peste ; l'opinion que j'avais donné à ce sujet le mois der-
nier, au Conseil d'Administration, s'étant malheureusement
confirmée, nous sommes aujourd'hui en face de l'épidémie,
et comme il importe que chacun de nous s'intéresse au moins
en théorie aux découvertes de la vie pratique et scientifique, à

l'amélioration du sort de chacun par l'utilisation des découvertes nouvelles ; j'ai fait un recueil de nos savants de l'univers, prenant à tous quelque chose de leur intellect, et pour le remède je suis arrivé à la théorie du Grand Pasteur, de celui qui a ouvert des horizons nouveaux à l'art de guérir.

Car nos savants en suivant ses théories, ont chaque jour conquis quelque chose sur l'inconnu, nous en avons la preuve, ici même, à Palermo, le professeur J. Lignières, ne vient-il pas de trouver le serum qui guérit la *tristeza* comme Pasteur a trouvé celui du charbon.

Pour nous, ce qui nous réunit aujourd'hui et ce qui fait la base de cette étude, est aussi une découverte récente que nous apprécierons à sa juste valeur dans l'étude qui va suivre.

La manière de procéder du Gouvernement puisqu'il a crû, en devoir prendre pour la gravité du cas, la direction générale ne peut être qu'approuvée par nous ; néanmoins, il faut reconnaître aussi qu'elle porte atteinte à la Liberté, à la famille, et surtout à nos vies, et de ce côté-là nous sommes seuls pour nous protéger, c'est pourquoi le Conseil d'Administration, prenant soucis des intérêts de la société a crû devoir instruire le sociétaire ignorant sur cette maladie, en lui apprenant sa marche sans l'appeurer, et en lui donnant les moyens de se préserver et de se guérir avec et sans le concours médical.

Nous ne devons nous faire aucune illusion, une fois à la Maison d'isolement, au lieu de procéder *in anima vili* nous devenons des bêtes d'expérience, nous remplaçons les lapins, les cobayes, les singes, etc., on expérimente sur nous une multitude de sérums, entre autre, celui du docteur Ferraro de

Messine, et ajoute la presse (1) qui a donné d'excellent résultat à Oporto, je ne puis nier les qualités du sérum Ferraro, que je ne connais pas du reste, mais, ce qu'il y a de sûr, c'est que la Commission international d'Oporto est muette à ce sujet.

Et le véritable remède le *Sérum* de l'*Institut Pasteur*, reste à l'état de rêve, malgré sa consécration *dernière* par la Commission international d'Oporto ; il est vrai, qu'il y a je crois, un impédimenta majeur pour l'appliquer, c'est surtout sa rareté ; là seulement nous pouvons pardonner aux pouvoirs publics l'inapplication du remède efficace.

Je termine ces quelques paroles préliminaires en disant, que la petite étude que je présente sort directement de nos sciences médicales et savants de tous pays, tels que :

Annales de l'Institut Pasteur, les travaux du docteur Si mond dans l'Inde et en Chine, de Duclaut, Yersin, Roux, Kitasato, médecin japonais, Nanckin allemand, les savants russes Wyssokowicz, Zabolotny, le médecin anglais Childe, Balzaroff, Calmette, Salimbini de l'Institut Pasteur, etc., et enfin les travaux récents de la Commission international d'Oporto.

Ce que je présente n'est donc qu'un résumé, une glane scientifique n'étant entré dans cette étude que pour la connexion des sujets traités.

Buenos Aires, 14 mars 1900.

Victor Diard.

(1) *El Pais*, 10 mars 1900.

LA PESTE BUBONIQUE

PNEUMONIE PESTEUSE ET PESTE NOIRE (BLACK DEATH)

Des Leucocytes

(SEROTHÉRAPIE)

M. Duclaut de l'Institut, nous dit :

Dans notre organisme, il y a un corps de police fortement organisé, on ne le connaissait pas il y a 15 ans, et sa découverte est due á M. Metchnikoff, il est formé de plusieurs milliards de cellules dont les unes circulent avec le sang, et dont les autres voyagent constamment dans l'épaisseur des tissus.

On les appelle *Leucocytes* (ou cellules blanches) parce qu'elles se distinguent des globules du sang qui les charrie en ce qu'elles sont incolores. Ces leucocytes sont admirablement armés pour la lutte. Ils ont d'abord un flair spécial qui leur fait distinguer á distance les subtances qu'ils n'aiment pas de celles qu'ils aiment, et vers lesquelles, ils se sentent attirés. Pour fuir les premières et aborder les secondes, ils ont une mobilité propre. Pour franchir les obstacles ils ont une difluence particulière qui leur permet de se déformer et de traverser en s'effilant les plus fins pertuis. Arrivés de l'autre côté, ils se ramassent, cette même difluence leur permet d'entourer le corps qu'ils veulent saisir, de le noyer dans leur masse, en se mettant à plusieurs s'il est trop gros. Et comme en outre la matière qui les forme est douée de facultés digestives à la fois puissantes et variées, on voit le corps englobé se disloquer peu à peu, et finalement disparaître, l'œuvre est finie, le gendarme a dévoré, digéré le délinquant.

Or, quels sont les délinquants pour ces leucocytes dévorants, qu'on appelle aussi, pour cela, des phagocytes, ce sont d'abord tous les corps étrangers qui pénètrent par effraction dans l'organisme, les microbes par exemple, qui, sitôt entrés, deviennent l'objet d'un siège régulier, attaqués par les leucocytes qu'a éveillés leur présence et qui accourent de toutes parts autour de la région envahie, ils se défendent d'abord par leur puissance de pullulation, qui leur donne parfois la victoire du nombre, et par les poisons redoutables qu'ils produisent, et à l'aide desquels ils tuent les leucocytes qui les ont englobés.

Le régime permanent de notre organisme, est donc non à l'état de la paix, mais à l'état de guerre, et cette éducation qui semble être du domaine purement intellectuel existe aussi chez la cellule.

Nous arrivons donc au pourquoi de ces préliminaires, qu'il est important de connaître, c'est-à-dire à la vaccination.

Ces leucocytes que nous venons de voir dans leur œuvre impitoyable, peuvent recevoir un mot d'ordre et prendre des habitudes qu'ils ne perdent plus.

L'inoculation d'un peu de sérum excite temporairement leur activité et cette excitation n'est pas banale, car si ce sérum, appartient à un animal guéri d'une certaine maladie, l'activité des leucocytes ne se réveille guère que contre les microbes producteurs de la même maladie.

C'est ainsi que le sérum d'un animal, d'un cheval par exemple, à qui on a inoculé du poison pesteux, peut-être inoculé á homme, femme ou enfant, et réveiller temporairement l'activité des *leucocytes* contre les *bacilles de la peste,* dont ils peuvent être atteints et les ramener à la santé, cette activité temporaire est spécifique elle entre pour ainsi dire dans la conscience du leucocyte, et en fait partie pendant quelque temps, mais comme elle n'est pas durable, on devra, trois semaines environ après, la renouveler.

C'est ainsi qu'on peut produire des habitudes durables, par la vaccination, c'est-à-dire par une série d'inoculations successives et graduées au moyen de corps et germes microbiens, les leucocytes s'aguerrissent et la vaccination leur donne le pouvoir plus sûrement et plus rapidement de tuer l'ennemi (Duclaut).

Il nous importe donc de fortifier nos amis (les Leucocytes) pour tuer nos ennemis (les Microbes).

Nous sommes en présence de deux systèmes de vaccination :

1º La vaccination par le sérum Yersin de l'Institut Pasteur ;

2º La vaccination par les cultures microbiennes chauffées de F. Haffkine.

Nous allons les expliquer brièvement.

Sérum de l'Institut Pasteur

Nous n'expliquerons pas comment se fait le sérum, c'est
un fait trop connu, nous dirons seulement que pour le sérum
de la peste, il faut environ un an et plus, après l'injection
aux chevaux des cultures microbiennes, pour avoir un sérum efficace.

Si on fait par la culture d'une goutte de sang la numération
des microbes avant l'injection on en rencontre souvent un
nombre considérable, après une première injection de 40
centimètres cubes (dans les cas graves) il n'existe plus qu'*un
ou deux microbes* et après 48 heures avec une autre injection
de 40 centimètres cubes les microbes disparaissent complète-
ment (Calmette).

Il faut donc renouveler l'injection du sérum chaque jour
en quantité variable suivant la gravité des cas jusqu'à ce que
la convalescence soit nettement établie, ceci est très important, parce que pendant un temps plus ou moins long il peut
arriver que quelques bacilles pesteux échappent à la destruction par les leucocytes, et dès que l'action du sérum s'épuise,
ces bacilles réapparaissent dans la circulation, se multiplient
et réinfectent le malade.

Le sérum n'est jamais nuisible; on ne doit donc pas
craindre d'en injecter 20 ou 40 centimètres cubes quotidiennement, tant que tout danger n'est pas absolument écarté.

Suivant M. Calmette, à Oporto on injecta en six jours
329 centimètres cubes de sérum à une femme de 57 ans qui

guérit malgré une perte septicémique fort grave avec bubons multiples.

L'efficacité du sérum Yersin est actuellement *indéniable* et on doit admettre que *tous les malades* atteints de *peste bubonique* ou de *pneumonie pesteuse*, peuvent guérir, si l'on intervient avec le sérum aussitôt que le diagnostic bactériologique de l'affection est praticable soit par l'examen du contenu des bubons soit par l'examen des crachats.

Comme moyen préventif il est encore plus précieux ; les expériences d'Oporto l'ont prouvé, *aucuns* médecins, employés de laboratoire, désinfecteurs, pompiers, auxquels incombait le devoir de transporter au cimetière les cadavres des pestiférés, n'ont eût la peste.

La vaccination par le sérum, ne présente donc aucun inconvénient, sauf dans des cas très rares, de l'apparition d'un peu d'urticaire sept ou huit jours après, comme il arrive fort souvent du reste même avec les sérums normaux.

Vaccination par les cultures microbiennes chauffées de Ferran Haffkine

Monsieur Haffkine, ancien préparateur de l'Institut Pasteur, injecte sous la peau une petite quantité de cultures de bacilles pesteux, tués par le chauffage à 70°.

L'état vaccinal par ces cultures est analogue à celui du sérum Yersin, mais il a plusieurs inconvénients graves, d'abord, l'injection est douloureuse, et provoque l'apparition d'une fièvre parfois intense, pendant un ou deux jours, ensuite elle présente quelque danger lorsqu'on l'emploi chez des sujets qui vivent dans un foyer de peste, et qui peuvent déjà se trouver en période d'incubation, elle en précipite le dénouement fatal.

Néanmoins il peut être avantageux dans certains cas d'associer les deux méthodes et d'injecter simultanément le sérum antipesteux et les cultures de Haffkine. Le sérum empêche alors les effets toxiques de la culture, et il semble suivant M. Calmette que l'immunité conférée soit plus longue.

Nous verrons dans le rapport de la commission internacionale d'Oporto et dans le résumé du présent la manière de l'appliquer.

Propagation

Tout en obéissant á une loi générale de progression systématique, la propagation a très souvent procédé par bonds, certains points se trouvent pour des raisons particulières á chacun, plus exposés et plus accessibles à l'épidémie que d'autres, il importe donc de rappeler aux sociétaires, comme mesure de prudence de s'éloigner de tout foyer aussitôt constaté et de recourrir immédiatement á la vaccination (1).

(1) Par décret municipal en date du 6 mars il faut obtenir de l'Assistance Publique, l'autorisation de déménagement, on devra donc préalablement solliciter la permission exigée.

PROPAGATION PAR LE RAT

De toute antiquité l'on a observé la connexion des épidémies sur les rats avec les épidémies de peste humaine, les plus anciens documents où il y soit fait allusion est un chapitre de la Bible (Samuel, livre 1er, chap. VI). Le doctor Simond en fit l'expérience en 1883 à Long Tcheou dans le Quang-Si, et plus tard à Bombay, et, depuis on l'a constaté un peu partout où l'épidémie s'est déclarée, mais cette déduction formulée par Yersin et Roux n'a trouvé de crédit qu'après 1897.

En général l'épidémie sur les rats précède celle des habitants, la mortalité de ces animaux dans une ville nous disent les professeurs Hanckin et Simond, est à l'origine localisée dans un seul quartier, puis les rats émigrent du foyer primitif et propage l'épidémie, il paraît donc indiscutable, que quand la peste humaine suit la route préalablement tracée par l'émigration des rats pestiférés, c'est qu'elle dérive de ceux-ci.

Notre distingué compatriote le professeur J. Lignierès dans une lettre qu'il nous dirige, insiste particulièrement, comme moyen prophylactique par excellence sur la destruction des rats et des souris.

Il est donc très important que les sociétaires s'attachent dès maintenant et tant que durera la menace épidémique à détruire le plus de rats et souris possible, sans repos tous les jours, en outre si malgré ces précautions survenait une épidémie de rats morts pestiférés, prendre la plus grande précaution, pour enlever les morts ; on le fera avec une pince métalique que l'on fera rougir au feu, puis préalablement on aura précipité les rats dans l'eau bouillante ou l'acide sulfurique, où ils seront incinérés.

Nous insistons donc en recommandant aux sociétaires la stricte exécution de ce qu'il vient d'être dit, car il a été constaté aux Indes, à Bombay dans un magasin, dans deux villages Mahrampour et Chack-Kalal, que seulement ceux qui avaient maniés les rats furent infectés trois jours après (1).

Transmission parasitaire

On a recherché s'il n'est pas dans la nature, de cause susceptible de faire pénétrer directement le microbe dans la peau saine.

On ne rencontre jamais chez les animaux atteints de peste spontanée, de lésion de la peau, qu'on puisse soupçonner de marquer le point de pénétration du microbe.

Il n'en est pas de même chez l'homme ; les pestiférés présentent dans un certain nombre de cas une phlyctène, parfois

(1) Les rats pestiférés commencent isolément à mourir, on en trouve d'abord quelques uns, morts, derrières des substances comestibles, dans les magasins, d'autres enfouis au fond de leur trou ; puis vient l'épidémie suraiguë, le rat agonisant est pris d'affollement, il sort en plein jour de sa cachette, souvant traînant les pattes de derrière ; courir dans les [appartements ou dans la rue sans s'occuper de la présence des hommes, des chiens ou des chats et bientôt épuisé se renverser sur le dos et mourir.

plusieurs dont la dimension varie d'une tête d'épingle à la la grosseur d'une noix, cette phlyctène renferme un liquide transparent d'abord, et qui plus tard devient sanguinolent ou purulent. Elle apparaît au commencement de la maladie, en général avant tout autre symptôme et dure jusqu'à la fin.

Au début elle constitue une petite papule, dont le milieu est bientôt soulevé par une goutte de liquide, c'est alors une bulle lenticulaire de deux à quatre millimètres de diamètre de couleur grisâtre dont le contour est marqué par la teinte foncée de l'épiderme épaisse et enflammée, dans la majorité des cas ; particulièrement dans ceux qui guérissent, le procesus s'arrête là. Quelquefois elle atteint des dimensions plus grandes et se comporte de la même façon.

Il y a aussi le cas de la peste noire *(black death)* la région où elle siège devient œdemateuse, la phlyctène arrive à une dimension assez forte, se rompt laissant à découvert une base enflammée en voie de nécrose, la gangrène s'étend en longueur et en largeur, mais dépasse rarement le diamètre d'une pièce de cinq francs, c'est alors le charbon pesteux, une escharre profonde se forme dans le cas de guérison (1).

Voici sur le même sujet ce que nous dit M. Calmette, sur la peste d'Oporto :

La maladie éclate brusquement par un fort accès de fièvre, avec violent mal de tête, accompagné de délire et de prostation. Quelquefois le malade se précipite hors de chez lui (2) pris d'angoise et de véritable affollement. Dès le premier

(1) Docteur SIMOND. *Peste de Chine et de l'Inde.*
(2) Le même effet, nous l'avons déjà dit, se produit chez les rats.

jour aparaissent un ou plusieurs ganglions tuméfiés ou bubons dans l'aine, plus rarement dans les aiselles ou au cou. Ces glandes sont extrêmement douloureuses. Le deuxième ou troisième jour, elles peuvent atteindre la grosseur d'un œuf de poule.

Quelquefois des phlyctènes se montrent à la surface de la peau, surtout dans les régions où il existe des bubons, d'autres fois, ce sont des charbons, véritable anthrax noirs entourés d'une auréole rouge, qui se montrent çà et là, sur le corps, ou bien de petites tâches rouges ou *petechies*, qui couvrent le ventre, le thorax et les cuisses *comme dans la fiéore tiphoïde.*

Le malade a les yeux injectés, la face pâle, la langue rôtie, fuligineuse, sa température reste élevée entre 39° et 41°, la respiration s'accélère, le pouls présente un dicrotisme marqué, les urines sont albumineuses, presque toujours très acides.

Dans les cas qui guérissent, la maladie dure de six à dix jours, l'engorgement ganglionnaire, se termine alors par la suppuration d'un ou de plusieurs bubons. La température s'abaisse peu à peu et la convalescence s'établit avec beaucoup de lenteur.

Dans les cas graves, la mort arrive brusquement sans agonie, du troisième au septième jour, quelque fois même plus tôt.

Revenons à la transmission parasitaire pour conclure. Il est démontré que ni le contact du microbe de culture ni le sang d'un animal pestiféré ou ses excrétions, avec la peau saine ne peuvent déterminer une attaque de peste (1), il pa-

____

(1) Le médecin anglais Cbilde, les savants russes Wyssokowicz y Zabolotny ont montré que la peste prend très souvent chez l'homme

raît donc certain, que seule une *intervention parasitaire* pouvait avoir la responsabilité de la pénétration du *bacille pesteux* dans la peau saine.

La puce et la punaise sont les deux parasites qu'on peut *a priori* soupçonner de jouer un rôle dans la transmission.

Le rat sain, capturé, présente à peine quelques spécimens de ces parasites, au contraire, le rat malade est à la fin de la maladie, généralement couvert de puces qui grouillent dans ses poils en quantités inouïes.

Yersin a découvert que le microbe de la peste se cultive dans l'intestin des mouches qui l'ont ingéré, il n'est donc pas surprenant que le même fait existe pour les puces.

Nous répèterons donc, que le meilleur moyen prophylactique est l'hygiène, les maisons anglaises aux Indes ont dû leur immunité à leur propreté et en les rendant innaccessibles aux rats.

Notons en passant que le chat est réfractaire à la peste, mais qu'il peut la communiquer par les excréments (1).

et chez les animaux sensibles au virus pesteux, tels que les rats, souris, cobayes, lapins, et surtout les singes, la forme pneumonique d'emblée, sans manifestations ganglionnaires apparentes, les malades atteints de ces *pneumonies pesteuses,* expectorent en abondance, des crachats sanguinolents, remplis de microbes pesteux, ils souillent aussi tout ce qui les entoure, et les produits d'expectoration desséchés et mêlés aux poussières de l'air, constitue un danger très grave de contamination par les voies respiratoires. Roux a montré avec Batzaroff que pour donner sûrement la peste pneumonique au cobaye, au lapin, au singe, il suffit de badigeonner les fosses nasales de ces animaux, avec un pinceau trempé dans une culture récente de virus pesteux. (La petite épidémie du Laboratoire de Muller à Vienne est une preuve à l'appui).

(1) Mattei, congrès d'hygiène de Turin, octobre 1898.

Incubation

Nous essaierons de fixer un point dont la connaissance importe au premier chef, la durée de l'incubation de la peste. Les opinions émises à cet égard ne reposent sur aucune base bien précise et scientifique les évolutions sont : six, neuf, dix et douze jours et plus, données par les savants.

Des gens sains arrivant dans un foyer pesteux sont malades le lendemain, soit vingt-quatre heures après, les cas ou la maladie a débuté dans les trois jours qui ont suivi l'arrivée dans le foyer pesteux, sont nombreux, le docteur Simond dit qu'on est en droit d'évaluer l'incubation entre douze et soixante-douze heures, mais que :

Toutes les fois qu'on doit tenir compte pour prendre une mesure prophylactique de la durée de l'incubation de la peste, on doit évaluer cette durée à un maximum de quatre jours.

Des intervalles de l'épidémie après une première visite, et conditions climatériques pour son développement.

C'est un fait d'observation très ancien que la peste ne disparaît pas complétement après la première visite ; au bout d'une période d'accalmie pendant laquelle la population re-

gagne ses foyers et se rassure, une seconde épidémie se dé-
clare aussi intense, quelque fois plus *grave* que la première,
elle peut être suivie d'autres épidémies et la région demeure
pestiférée pour quelques années.

Les épidémies de Chine et de l'Inde ont permis de consta-
ter une régularité constante, entre le début de deux épidémies
successives ayant le même foyer.

A Bombay, l'intervalle a été de douze mois.

A Kuracha, l'intervalle a été de treize mois.

A Mandvi, l'intervalle a été de douze mois.

En général, les conditions climatériques pour le développement de la peste, sont les saisons fraîches, cependant ce n'est
pas une règle générale puisqu'à Gundiah dans l'Inde, le
maximum de virulence s'est produit dans la saison chaude.

En Chine, néanmoins, suivant le docteur Simond, le
maximum se produit dans la saison fraîche.

Résumé du Rapport de la Commission International d'Oporto sur la prophylaxie et traitement de la peste.

La Commission nommée pour l'étude de la peste bubonique (1) a entrepris des expériences en vue de déterminer la

(1) Les membres de la Commission internationale qui ont à l'una-
nimité approuvé le présent rapport, étaient: MM. Ricardo Jorge
d'Oporto, Cámara Pestaña d'Oporto, Calmette de l'Institut Pasteur de
Lille, Salimbini de Paris, Jaime Ferran de Barcelone, Vinas Cusi de
Barcelone, Rosendo Grau de Barcelone, P. Aaser de Christiania,
Magnus Geirswold de Christiania, Wladimir Hœppener de la marine
russe.

valeur préventive et thérapeutique du sérum anti-pesteux, de l'Institut Pasteur de Paris, et la valeur préventive des divers liquides de cultures vaccinales, préparé d'après la méthode Ferran Haffkine, et dont l'emploi est proposé en Portugal.

Les expériences effectuées par la Commission ont porté tout d'abord, sur le sérum anti-pesteux, parce qu'il est urgent de savoir si l'on peut compter sur la double action préventive et curative de ce sérum, au cours d'une épidémie.

En se basant sur des expériences de laboratoire et sur les applications cliniques effectuées à l'hôpital de Bonfim, la Commission conclut à l'efficacité préventive *incontestable* du sérum, à sa remarquable action thérapeutique lorsqu'il est employé convenablement, et à la nécessité de l'adopter dans le traitement de la peste, du reste, la Commission a constaté que le sérum injecté sous la peau des malades, même a très hautes doses quotidiennes de quarante à soixante centimètres cubes, n'est susceptible de produire aucun accident.

Elle a reconnu ensuite que dans certains cas d'intervention tardive, ou chez les malades gravement atteints de pneumonie pesteuses par exemple, ou encore chez des malades qui présentent une éruption de pustules avec œdème du tissu cellulaire sous-cutanée, empêchant l'absorption par la peau, il est indiqué d'introduire le sérum dans l'organisme par la voie intra-veineuse. On peut très facilement injecter en une seule fois vingt centimètres cubes de sérum dans les veines d'un malade, en prenant bien entendu, *toutes les précautions usuelles*, pour éviter l'introduction de flacons d'albumine ou de bulles d'air dans les vaisseaux.

Lorsqu'il s'agira d'un cas de peste bubonique léger et *soigné* dès le *début de la maladie,* le traitement consistera à injecter sous la peau du flanc droit ou gauche, vingt centimètres cubes de sérum en une fois, on renouvelera l'injection chaque jour jusqu'à ce que la température du malade soit retombée à la normale, si elle tend à s'élever de nouveau par la suite, on injectera encore de petites doses quotidiennes de dix centimètres cubes.

Dans le cas de peste bubonique *grave*, avec très forte fièvre, et engorgement ganglionnaire multiple, il sera toujours prudent d'injecter d'emblée le premier jour quarante centimètres cubes de sérum sous la peau, en une seule dose. On renouvelera l'injection le lendemain. On diminuera la dose de sérum, s'il y a lieu les jours suivants, jusqu'à disparition de tous les phénomènes fébriles. On ne devra jamais craindre d'employer dès le début de la maladie de fortes doses de sérum, et on devra continuer, a en injecter de petites doses répétées chaque jour tant qu'il existera de la fièvre.

L'expérience montre du reste, que, dans une maladie septicémique, telle que la peste, les microbes qui circulent dans les humeurs de l'organisme ne disparaissent pas tout d'un coup, ils peuvent rester localisés dans les ganglions par exemple, ou dans les appareils lymphatiques des organes internes et tant qu'ils ne sont pas entièrement détruits, tant que les produits toxiques qu'ils élaborent ne sont pas éliminés, ils sont susceptibles d'intoxiquer de nouveau (1). La marche de la température et l'état général du malade sont les

(1) Voir page 10.

deux critériums sur lesquels ont doit se baser pour régler les doses de sérum à injecter quotidiennement.

En ce qui concerne la prévention ou la prophylaxie de la peste, soit par le sérum anti-pesteux soit par les cultures vaccinales de Haffkine, la Commission croit devoir conclure, que toute personne qui se soumettrait à l'injection préventive de cinq centimètres cubes environ de sérum anti-pesteux, peut compter sur une protection immédiate et efficace.

La vaccination active d'après la méthode F. Haffkine, peut avoir une immunité plus durable chez l'homme, puisqu'elle l'a chez les animaux, mais elle s'établit plus lentement, seulement après huit à douze jours, la Commission a commencé des expériences avec quelques-uns d'entre eux, mais il faut attendre plusieurs mois pour être fixé sur la valeur préventive de ces cultures et sur la durée de l'immunité.

La Commission conclût que, pendant une épidémie de peste, alors que les sujets qui doivent se soumettre à la vaccination peuvent être déjà en incubation de la maladie, la vaccination active présenterait vraisemblablement du danger pour quelques individus.

Quatre membres de la Commission (1) ont proposé d'éviter l'inconvénient que présente la vaccination active par les cultures chauffées, tout en conservant ses avantages, lesquels consistent, comme nous l'avons dit, en une durée probablement plus longue de l'immunité, c'est-à-dire qu'il convien-

(1) MM. A. Calmette, Salimbini, Cámara Pestaña, Moraes Sarmento.

drait d'injecter le sérum d'abord, et, quarante-huit heures après, la culture vaccinale chauffée.

La Commission estime, en conséquence, que toute personne habitant un foyer contaminé, ou se trouvant au voisinage immédiat d'une localité infectée par la peste, doit se soumettre au besoin, *obligatoirement*, à la vaccination préventive, soit avec le sérum anti-pesteux soit avec les vaccins mixtes, sérum d'abord, puis quarante-huit heures après, cultures vaccinales chauffées.

La Commission recommande de répandre, autant que possible, cette notion dans le public et de vacciner les adultes, soit par l'injection sous-cutanée de cinq centimètres cubes de sérum, suivie deux ou trois jours après, de l'injection de deux centimètres cubes de cultures vaccinales, a défaut de sérum pour une première injection, une très petite quantité de culture vaccinale seule, suivie, dix ou douze jours après, d'une seconde injection de la dose normale de la même culture.

La vaccination des enfants, peut être effectuée avec la moitié des doses ci-dessus.

Résumé des mesures prophylactiques et du traitement de la peste

MESURES PROPHYLACTIQUES

1° La destruction immédiate et constante des rats et souris ; on peut les détruire par le phosphore, la strichnine, le carbonate de barite, le camphre, le chlorure de chaux, la scille maritime, etc., mélangés aux aliments et surtout à la farine.

Il faut s'attacher surtout à la destruction des rats que leur instinct migrateur rends d'autant plus redoutable.

Le gouvernement français fait détruire les rats par l'acide sulfureux, à raison de quarante grammes de souffre par mètre cube.

Suivant Longa (1) les désinfectants à odeur forte, comme l'acide phénique par exemple, parviennent à éloigner les souris.

2° La plus grande hygiène, la propreté constante des habitations, la destruction des parasites.

Traitement de la peste

MESURES PRÉVENTIVES. — PROTECTION IMMÉDIATE ET EFFICACE

1° Aussitôt le cas constaté de peste dans le voisinage, recourir immédiatement à la vaccination préventive de cinq centimètres cubes de sérum de l'Institut Pasteur:

2° Ou à la vaccination mixte de :

Cinq centimètres cubes de sérum et quarante-huit heures après, de deux centimètres cubes de cultures chauffées de Haffkine, l'immunité suivant M. Calmette serait plus longue.

3° En tout cas tant que l'on restera dans le voisinage im-

(1) *Revue d'hygiène.*

médiat d'une localité infectée, renouveler toute les trois semaines la vaccination.

MESURES CURATIVES

1° Dans le cas de peste bubonique *léger* soigné dès le
début de la maladie, injecter vingt centimètres cubes de sérum dans le flanc droit ou gauche, en une seule fois (voir
page 21).

2° Dans le cas de peste bubonique *grave*, avec fièvre et
engorgement ganglionnaire, injecter le premier jour quarante centimètres cubes de sérum, renouveler l'injection le
lendemain jusqu'à disparition des phénomènes fébriles (voir
page 21).

Dans le cas de *pneumonie pesteuse* où les malades qui
présentent une éruption de pustules avec œdème du tissu
céllulaire sous-cutané (voir page 21), injecter directement
dans les veines vingt centimètres cubes de sérum, avec les
précautions usuelles.

Les mesures curatives qui viennent d'être exprimées seront applicables seulement par les médecins.

TABLE

Discours d'ouverture 5

Des Leucocytes 9

Sérum de l'Institut Pasteur 12

Culture microbienne de F. Haffkine 13

Propagation. Propagation par le rat 14

Transmission parasitaire 16

Incubation 20

Des intervalles de l'épidémie après une première visite, et conditions climatériques pour son développement 20

Résumé du rapport de la Commission internationale d'Oporto .. 21

Résumé des mesures prophylactiques 25

Résumé du traitement de la peste préservatif 26

Résumé du traitement de la peste curatif 27